AF503489

GUIDE PRATIQUE

DES

Applications Médicales

DE

l'Électricité

Statique

PAR

Le Docteur A. ARTHUIS

CHEVALIER DE LA LÉGION D'HONNEUR

AVEC FIGURES DANS LE TEXTE

PARIS

A. MALOINE, ÉDITEUR

25-27, RUE DE L'ÉCOLE-DE-MÉDECINE, 25-27

1907

8°Te 15
286

GUIDE PRATIQUE

DES

Applications Médicales

DE

l'Électricité

Statique

PAR

Le Docteur A. ARTHUIS

Chevalier de la Légion d'Honneur

AVEC FIGURES DANS LE TEXTE

Dépôt Légal
Seine
3780
1908

PARIS

A. MALOINE, ÉDITEUR

25-27, rue de l'école-de-médecine, 25-27

1907

PREMIÈRE PARTIE

I

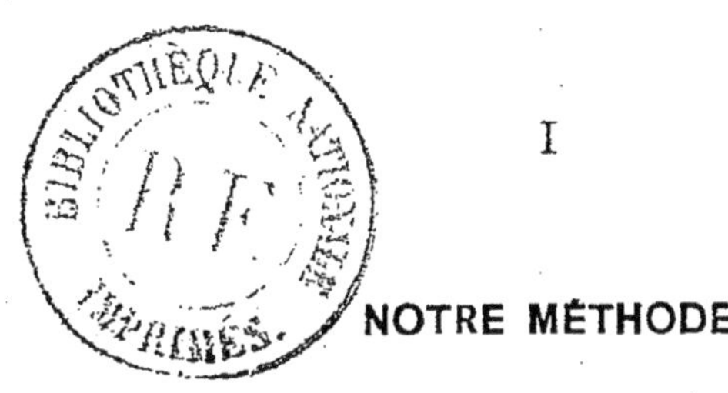

NOTRE MÉTHODE

Vers le milieu du dix-huitième siècle, quelques années après la découverte de la machine électrique, l'électricité statique commença à être appliquée en médecine.

Les premiers essais furent heureux : les écrivains du temps rapportent un grand nombre de guérisons d'affections nerveuses.

Malheureusement, à cette époque, l'imperfection des machines électriques et l'absence de méthode scientifique ne permirent pas d'obtenir de l'électricité statique tous les résultats qu'on en pouvait attendre.

Aussi, après la découverte de Galvani en 1789, et quelques années plus tard, après l'apparition de la pile de Volta, l'électricité statique fut-elle presque complètement abandonnée pour l'électricité dynamique de production plus facile et plus constante.

La thérapeutique allait bientôt d'ailleurs, après la découverte de Faraday, en 1832, s'emparer des courants d'induction d'énergie plus grande et d'emploi commode.

Mais peu à peu on fut forcé de reconnaître que ni les courants continus, ni les courants d'induction ne répondaient aux espérances qu'on avait fondées sur eux.

Après une assez longue période d'effacement et d'abandon, mes recherches permirent de rendre définitivement à l'électricité statique le rang et l'importance qu'elle mérite par sa remarquable efficacité et son innocuité absolue.

« Pendant près de trois quarts de siècle, dit le Dr Bardet dans son savant *Traité d'Électricité Médicale*, publié en 1884, l'électricité fut oubliée, car nous ne pouvons admettre, comme application médicale véritable, l'emploi des machines par des charlatans dont nous n'avons pas à rappeler les noms.

« C'est seulement après la guerre qu'un médecin français, le Dr Arthuis, eut l'idée de revenir aux anciens procédés de Mauduyt, singulièrement perfectionnés et plus judicieusement appliqués.

« Grâce aux travaux d'Arthuis, l'électricité statique est entrée avec justice dans la pratique électrothérapique courante (1). »

Un an après, le 20 janvier 1885, le regretté professeur Peter me fit l'honneur de présenter mes travaux à l'Académie de Médecine de Paris.

« J'ai l'honneur, dit l'éminent professeur, d'offrir à l'Académie, de la part de M. le Dr Arthuis, à Paris, un ouvrage intitulé : **Électricité statique** ; manuel pratique de ses applications médicales.

« Ce volume offre au praticien tout ce qui lui est indispensable de connaître : d'abord un précis historique, suivi de la description très détaillée et très claire des appareils, des instruments et des procédés opératoires ; ensuite toutes les applications thérapeutiques fondées sur l'action physiologique de l'électricité statique, et justifiées par des observations concluantes (2). »

En publiant ce nouveau mémoire, résumé purement pratique

---

(1) *Traité d'Électricité Médicale*, par le Dr Bardet, précédé d'une préface de M. C.-M. Gariel, membre de l'Académie de Médecine, professeur de physique médicale à la Faculté de Médecine de Paris, etc. ; 1884.

(2) *Bulletin de l'Académie de Médecine*, séance du 20 janvier 1885.

de ma méthode, je n'ai d'autre but que de mettre entre les mains de mes confrères une arme puissante, encore insuffisamment connue, pour combattre efficacement des maladies contre lesquelles les autres moyens thérapeutiques luttent rarement avec succès.

Dans toutes les affections qui, par leur nature, sont justiciables de l'électricité statique, ce *grand régulateur de l'innervation et de la nutrition*, la guérison doit être la règle et les insuccès ne former que de rares exceptions. S'il n'en est pas toujours ainsi, cela tient uniquement à ce que l'opérateur ne se conforme pas suffisamment aux règles établies dans mes publications précédentes et reproduites dans le présent travail.

En choisissant avec soin la machine et les excitateurs, en appliquant rigoureusement les procédés opératoires particuliers à chaque cas, en ne mettant pas, comme on le fait généralement, trop d'intervalle entre les électrisations, enfin, en se conformant strictement aux lois fondamentales de ma méthode, lois sur lesquelles j'ai si souvent appelé l'attention de mes confrères, le médecin sera, pour ainsi dire, presque certain de toujours réussir dans les cures qu'il entreprendra (1).

---

(1) L'Électricité statique est encore appelée *électricité de frottement* à cause de son mode de production, et *Franklinisation* pour rappeler le nom de l'immortel Franklin.

APPAREILS ÉLECTRO-STATIQUES

L'appareil instrumental de l'électricité statique se compose essentiellement :

1° D'une machine productrice d'électricité ;

2° De divers accessoires destinés, les uns à mettre le malade en communication avec la machine et à lui permettre de ne rien perdre de l'électricité dégagée : ce sont le tube de communication et l'isoloir ; les autres à produire les diverses modalités de l'action électrique : ce sont les excitateurs.

Machines Électriques.

Il existe un grand nombre de machines électriques ; la machine de Carré et la mienne sont les seules qui, d'après mon expérience, doivent être utilisées en électrothérapie statique.

Machine de Carré.

La machine de Carré, composée de deux plateaux superposés, est un excellent appareil fonctionnant par tous les temps et produisant beaucoup d'électricité, mélange d'électricité statique et d'électricité induite, d'où le nom de *diélectrique* que M. Carré a donné à son instrument qui dégage du fluide négatif.

Le premier, en 1874, au moment même de sa découverte, j'ai fait l'application de cette machine. C'est même d'après mes conseils que M. Carré remplaça par un plateau de verre le plateau

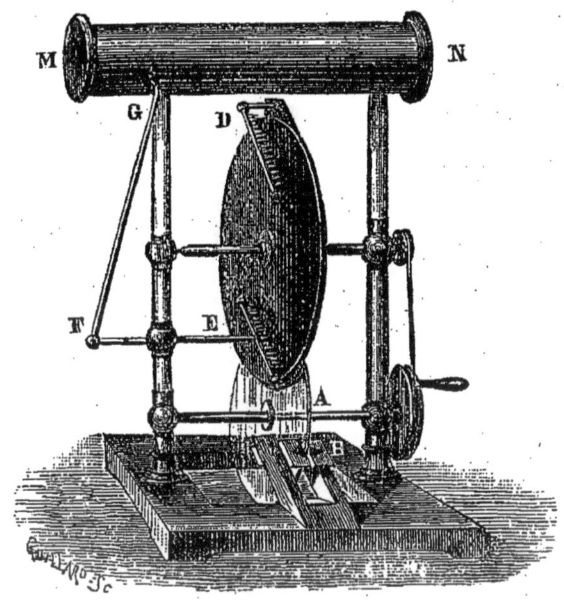

Fig. 1. — Machine de Carré

inférieur qui, comme le supérieur, était en ébonite. Il est toujours facile avec cet appareil de régler l'intensité électrique et de l'adapter non seulement à chaque maladie, mais encore à la sensibilité de chaque malade.

Machine du Dr Arthuis.

L'observation clinique donne chaque jour la preuve que la
machine à une seule roue de verre constitue dans certains cas —
non dans tous — le meilleur instrument. Est-ce parce que cette

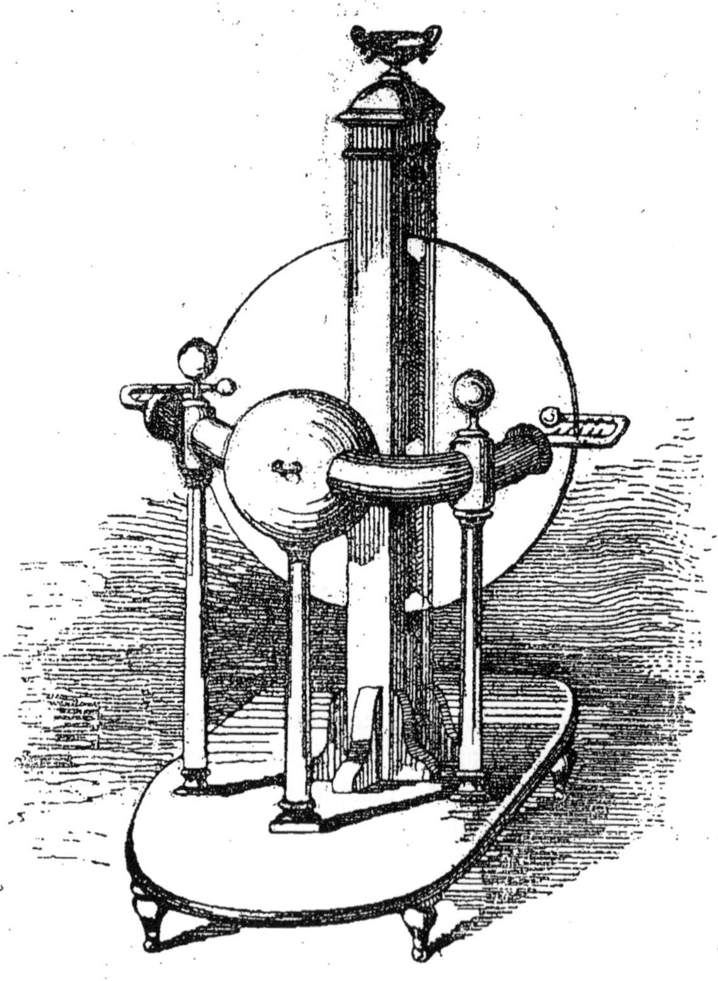

Fig. 2. — Machine du Dr Arthuis.

machine ne donne que de l'électricité *statique*, laquelle aussitôt produite parvient directement au malade sans aller s'induire dans un second plateau, comme cela a lieu avec la machine de Carré ? Je l'ignore, mais le fait existe.

La machine que j'ai imaginée est peu sensible aux variations atmosphériques. Placée dans de bonnes conditions, elle ne laisse jamais l'opérateur en défaut, et donne toujours une quantité d'électricité suffisante pour les besoins thérapeutiques. Le fluide positif qu'elle produit est doux, agréable, essentiellement calmant.

En résumé, pour appliquer avec toutes les chances possibles de succès la médication électro-statique, il est bon que le médecin ait à sa disposition les deux machines que je viens d'indiquer.

La dernière sera employée de préférence dans le traitement des névralgies, des névroses, de l'insomnie et, en un mot, dans les cas où le malade a besoin, avant tout, d'être calmé et détendu.

La machine de Carré convient mieux, au contraire, aux maladies qui, comme l'affaiblissement, la dépression, la paralysie, l'atrophie musculaire, etc., réclament un stimulant énergique plus apte à produire rapidement le résultat désiré.

Tube de communication.

La meilleure façon de mettre le malade en communication avec la machine consiste à se servir d'un tube métallique poli avec soin, dont une des extrémités recourbée en crosse vient s'accrocher à l'anneau attenant au conducteur de la machine, tandis que l'autre extrémité, arrondie en cercle, reste aux mains du sujet assis sur l'isoloir.

Isoloir.

L'isoloir, ou *tabouret isolant*, joue un rôle important dans les opérations électriques. Il doit, en effet, posséder toutes les qualités permettant de ne rien laisser perdre du fluide produit, comme cela arrive invariablement avec l'isoloir, généralement en usage, qui est formé d'une simple planche de bois reposant sur quatre pieds de verre.

C'est pour remédier à cet inconvénient que j'ai fait construire un isoloir *complètement en verre*, remplissant toutes les conditions désirables d'isolement et permettant ainsi au malade de recevoir et de conserver toute l'électricité développée par la machine.

Excitateurs.

L'instrument appelé excitateur est une simple tige de métal, quelquefois de bois, terminée en pointe à l'une de ses extrémités, en boule à l'extrémité opposée. La pointe donne le courant, la boule donne l'étincelle. Cet instrument, tenu à la main, fait res-

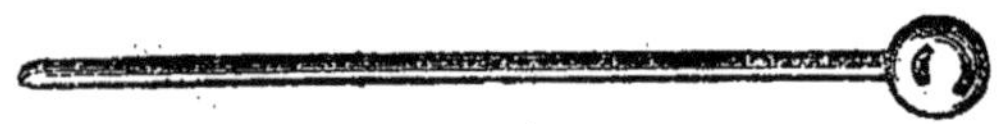

Fig. 3. — Excitateur non isolé.

sentir à l'opérateur les sensations éprouvées par le malade, surtout quand on produit des étincelles.

Lorsque le médecin veut rester isolé, la forme de l'excitateur doit être modifiée. Voici celle que j'ai imaginée : le milieu de l'excitateur (fig. 4), est formé d'une tige de verre, aux extrémités de laquelle sont fixées les parties métalliques. Celles-ci, auprès des points de soudure avec la tige de verre, sont munies

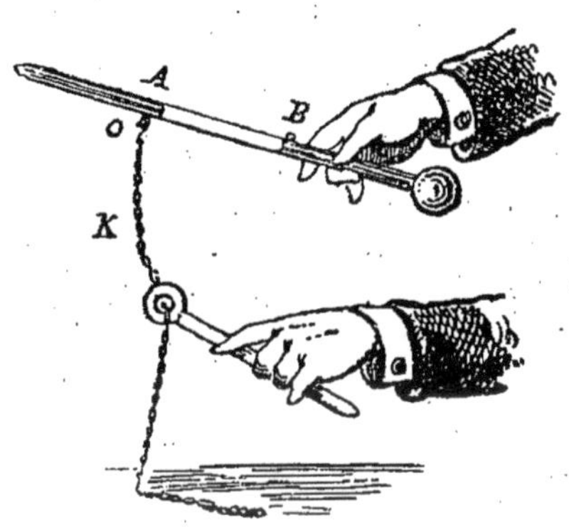

Fig. 4. — Excitateur isolé.

d'un petit anneau auquel s'adapte, à l'aide d'un crochet, la chaîne K, qui fait communiquer l'excitateur directement avec le sol. Les résultats thérapeutiques sont sensiblement les mêmes, qu'on se serve de l'excitateur direct ou de l'excitateur isolé.

PROCÉDÉS OPÉRATOIRES

L'électricité statique est appliquée aux malades à l'aide de différents procédés dont chacun jouit de propriétés curatives spéciales.

Bain électrique ou fluidique.

Il faut entendre par là un bain purement *fluidique,* et non pas un bain liquide comme celui qui a été un moment en usage dans l'électricité dynamique.

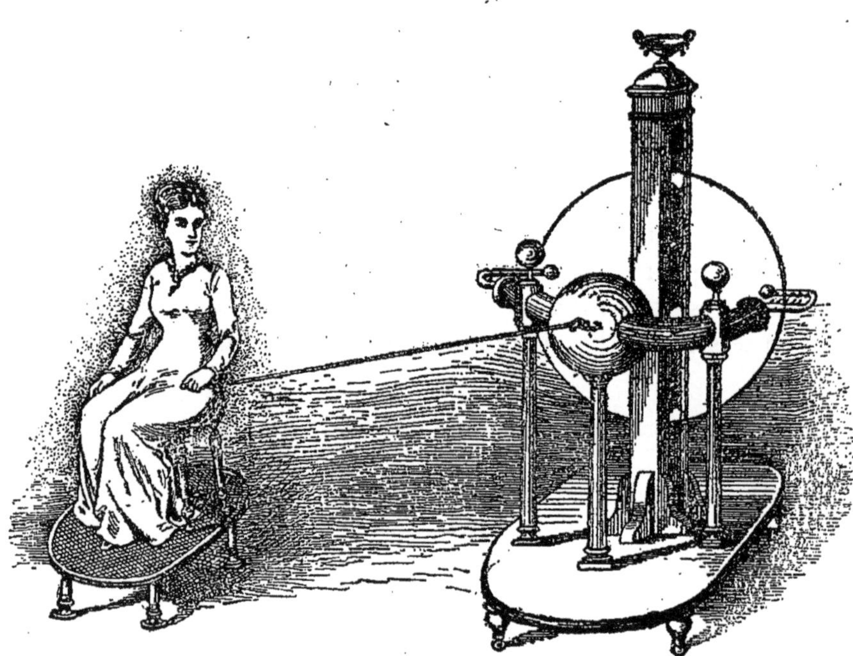

Fig. 5. -- Bain électro-statique.

Dans le bain électro-statique, le malade, *tout habillé* et assis sur l'isoloir, est mis en communication avec la machine à l'aide du tube conducteur qu'il tient à la main (fig. 5).

Aussitôt que la roue est en mouvement, il se sent inondé de fluide des pieds à la tête, il en est environné de toutes parts, en un mot, il est plongé dans le fluide électrique comme le baigneur l'est dans l'eau. Ses cheveux s'agitent et se dressent et il éprouve sur le front une légère sensation ressemblant au contact d'une toile d'araignée.

Le bain fluidique est un procédé fort doux qu'il convient de toujours employer au début du traitement, mais il ne constitue pas un moyen curatif. Dans aucun cas il n'est capable, employé seul, de produire la guérison même des maladies les plus récentes et relevant le plus directement de la médication que j'expose.

Cependant ce bain joue un rôle important : il habitue insensiblement le malade à l'action électrique, il le prépare à l'emploi de moyens plus énergiques et vraiment efficaces, il aide, enfin, le médecin à se rendre compte de l'impressionnabilité du sujet et à éviter ainsi tout inconvénient. C'est pour cela que je commence, en général, le traitement de mes malades par le bain électrique administré pendant 8 à 10 minutes, les deux ou trois premiers jours.

Courants électriques. — Aigrettes.

Pour produire le courant électrique, il suffit d'approcher du malade assis sur l'isoloir la pointe d'un excitateur tenu à quelques centimètres de distance (fig. 6). On entend alors un bruit

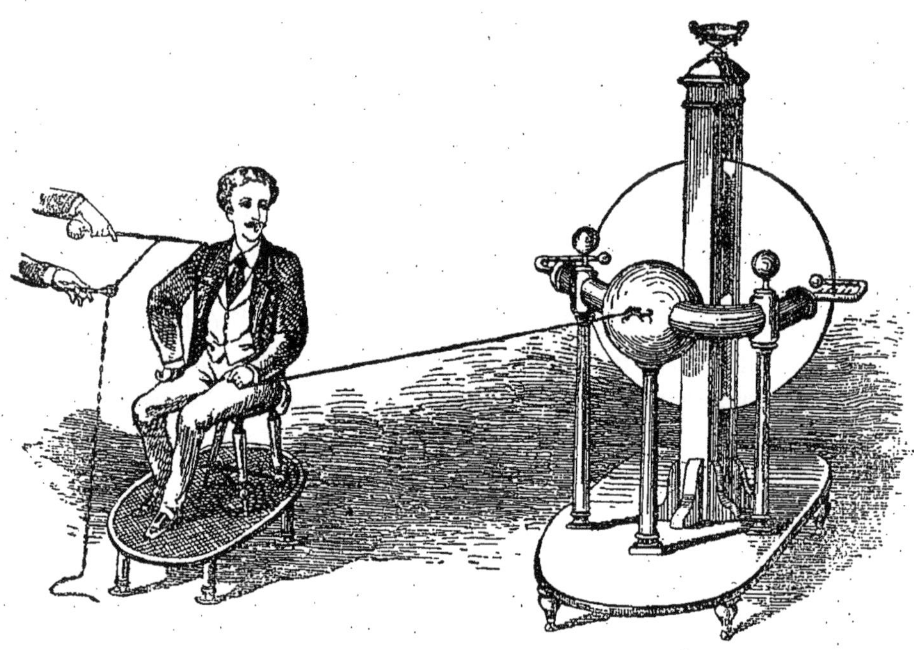

Fig. 6. — Courants électriques.

sourd analogue à celui que produit un jet de vapeur, et le sujet éprouve la sensation d'un vent frais et très agréable.

Dans l'obscurité on aperçoit au bout de la pointe de l'excitateur des jets lumineux formant une belle aigrette, d'où le nom d'*électrisation par aigrettes* qu'on donne encore à ce procédé.

Souffle électrique.

Si l'excitateur, au lieu de se terminer par une seule pointe, se termine par une plaque métallique sur laquelle sont implantées des pointes en plus ou moins grand nombre, on obtient un courant plus doux auquel on a donné le nom de *souffle électrique* ou *effluves électriques*.

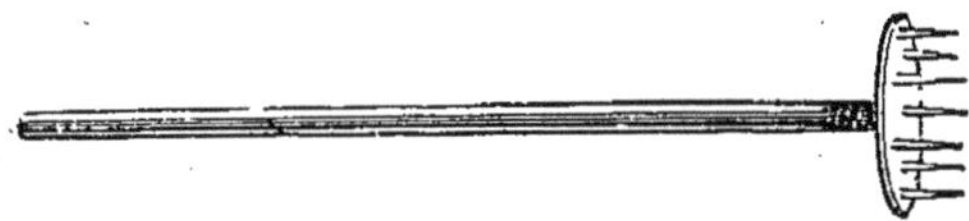

Fig. 7. — Excitateur à pointes multiples

Lorsque l'opérateur veut rester en dehors du cercle d'action, il se sert de mon excitateur isolé représenté dans la figure 8.

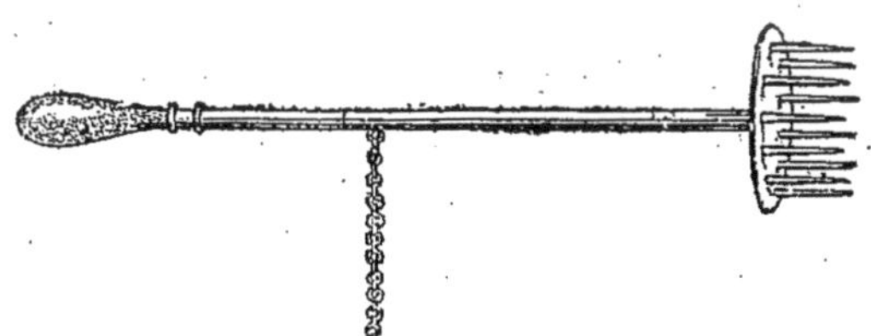

Fig. 8. — Excitateur isolé à pointes multiples.

Ces deux instruments offrent les multiples avantages de produire un souffle électrique doux, calmant, de couvrir une grande surface et de pouvoir même embrasser à la fois toute une région (fig. 9).

BIBLIOTHÈQUE NATIONALE — R. F. — IMPRIMÉS.

3

Propriétés du souffle électrique. — Le courant et le souffle, dont l'action diffère seulement par le degré d'énergie, ont des propriétés calmantes et sédatives très prononcées, aussi s'emploient-ils avec beaucoup d'avantages dans le traitement des névroses, des névralgies, de l'insomnie et de toutes les maladies où existe soit de la *douleur*, soit de l'*excitation nerveuse*.

Le souffle électrique exerce également une action très manifeste sur le pouls dont il diminue l'accélération alors même qu'il

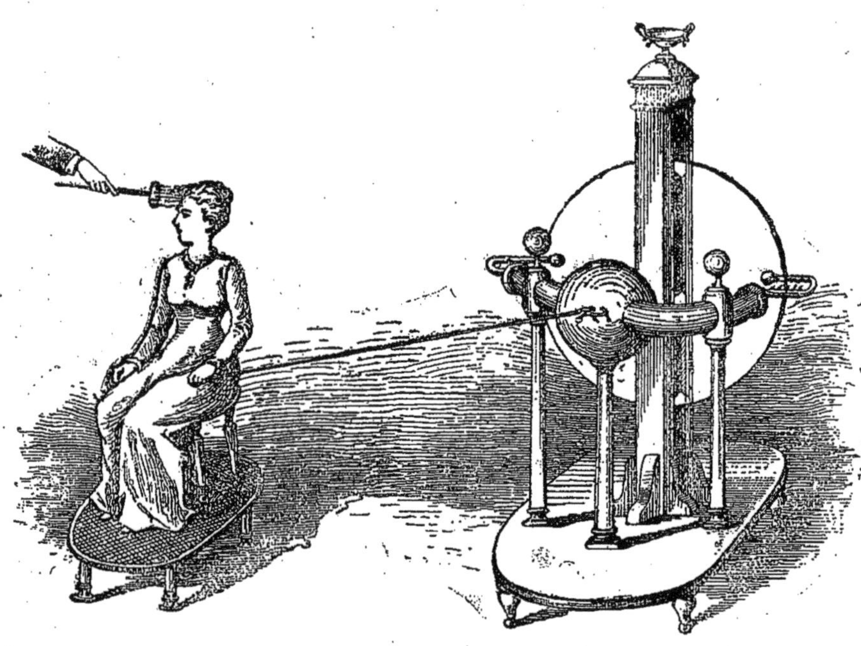

Fig. 9. — Souffle électrique.

existe une affection organique du cœur, ainsi que je l'ai souvent constaté.

Si, dans certaines affections, il est nécessaire d'administrer au malade un souffle très doux, dans d'autres il est préférable de le soumettre à un souffle énergique quelquefois plus calmant.

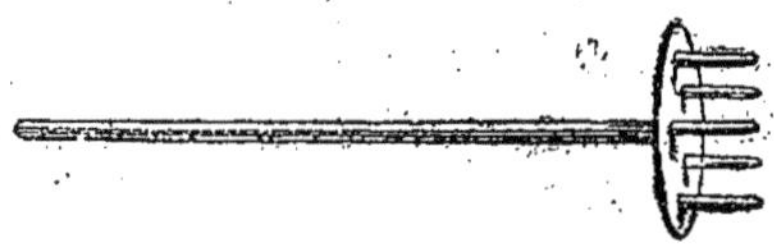

Fig. 10. — Excitateur à grosses pointes.

Pour obtenir ce souffle, j'ai fait construire des excitateurs de même forme que les précédents (fig. 10 et 11), mais avec des pointes moins nombreuses, cinq ou six au plus, beaucoup plus grosses et arrondies aux extrémités, de façon à représenter la forme des doigts.

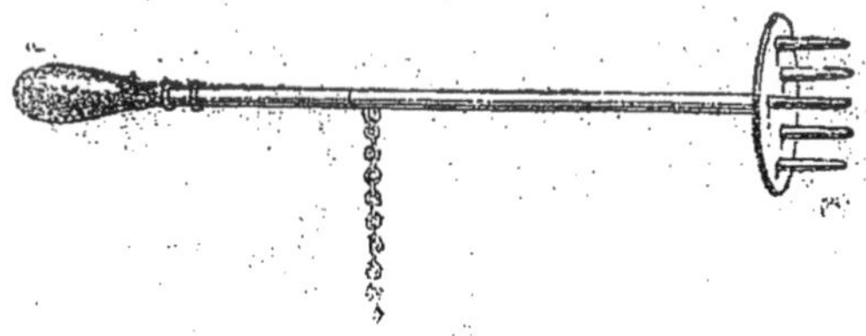

Fig. 11. — Excitateur isolé à grosses pointes.

Ces excitateurs permettent de calmer admirablement les douleurs violentes et rebelles, entre autres les douleurs fulgurantes particulières à l'*ataxie locomotrice*, cette affreuse maladie qui torture les malades et fait le désespoir des médecins.

Étincelles électriques.

Si, au lieu de la pointe, on approche du malade la boule de l'excitateur, on obtient un trait lumineux, c'est-à-dire, une étincelle plus ou moins forte selon la distance, mais toujours sans la moindre secousse. Quand les étincelles sont petites, elles

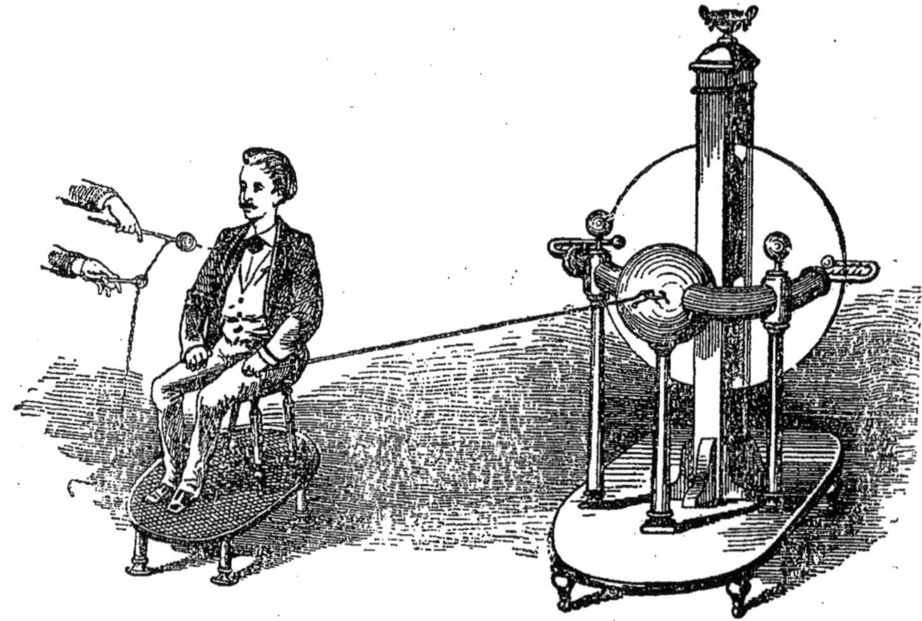

Fig. 12. — Étincelle électrique.

présentent une forme rectiligne. Si elles sont puissantes, elles affectent la forme en zig-zag de l'éclair dans les nuées orageuses.

On ne doit jamais donner d'étincelles au début du traitement, mais attendre que le malade, surtout s'il est impressionnable, soit un peu habitué à l'action électrique. Les premiers jours, elles seront faibles et peu nombreuses, puis on en augmentera progressivement le nombre et la force.

Propriétés des étincelles. — Les étincelles produites par une machine bien choisie pour la pratique médicale ne causent jamais ni ébranlement, ni choc. Elles déterminent seulement une petite sensation de piqûre et de chaleur. Lorsqu'elles sont fortes et nombreuses, elles font contracter les muscles et laissent sur la peau de petits points rouges qui persistent pendant plusieurs heures. Mais, dans aucun cas, elles ne présentent le plus léger inconvénient.

Si l'électrisation par étincelles est prolongée, le pouls devient un peu plus rapide, la température plus élevée, la respiration plus aisée et la transpiration plus abondante. Chez les femmes impressionnables on constate, aux premières séances, une transpiration assez sensible dans l'intérieur des mains.

Les étincelles ont une action essentiellement *tonique* et conviennent principalement dans les cas de parésie, de paralysie, d'atrophie musculaire, de faiblesse, d'atonie, d'engourdissement et d'impuissance.

Dans les névroses et dans les névralgies, on est parfois obligé pour tonifier le système nerveux d'avoir recours à de très petites étincelles, comme je l'expliquerai à propos du traitement de ces affections.

Frictions électriques.

Si l'on recouvre de laine ou de flanelle une partie du corps de telle sorte que l'étoffe s'applique exactement sans former aucun pli, et si l'on promène légèrement sur cette partie la boule d'un excitateur, on provoque de la chaleur et un picotement résultant d'une multitude de petites étincelles qui jaillissent entre la flanelle et la boule de l'instrument. La peau qui a subi la friction électrique reste pendant quelques heures plus ou moins vergetée selon sa sensibilité et sa délicatesse, et suivant l'énergie et la durée de l'opération.

Cette manière d'électriser, que l'on désigne sous le nom de *friction électrique*, donne dans beaucoup de cas les meilleurs résultats.

J'ai établi un excitateur (fig. 13), qui rend de grands services en permettant d'obtenir à la fois une friction égale, énergique et étendue. C'est un instrument de forme semblable à l'excitateur dont on se sert pour produire le souffle, mais dont la plaque métallique, au lieu de présenter des pointes, est recouverte d'une grande quantité de demi-sphères de très petit diamètre.

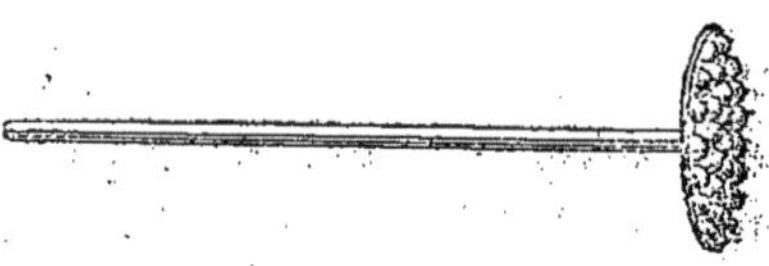

Fig. 13. — Excitateur à boules multiples.

A l'aide de cet appareil, on fait disparaître promptement les douleurs rhumatismales les plus violentes. Mais c'est surtout contre l'*anesthésie* que la friction électrique, pratiquée avec mon excitateur à boules multiples, produit des effets aussi remarquables que rapides.

Électrisation des oreilles.

Lorsqu'on veut soumettre à l'influence du courant électrique certaines cavités, les oreilles, par exemple, il suffit de présenter à leur orifice la pointe de l'excitateur.

Lorsqu'il est nécessaire d'avoir recours aux étincelles et de pénétrer profondément, voici comment on opère : on prend un tube de verre épais, traversé par une petite tige métallique dont les deux extrémités, saillantes en dehors du tube, se terminent par deux boules d'inégale grosseur (fig. 14). Si, comme le repré-

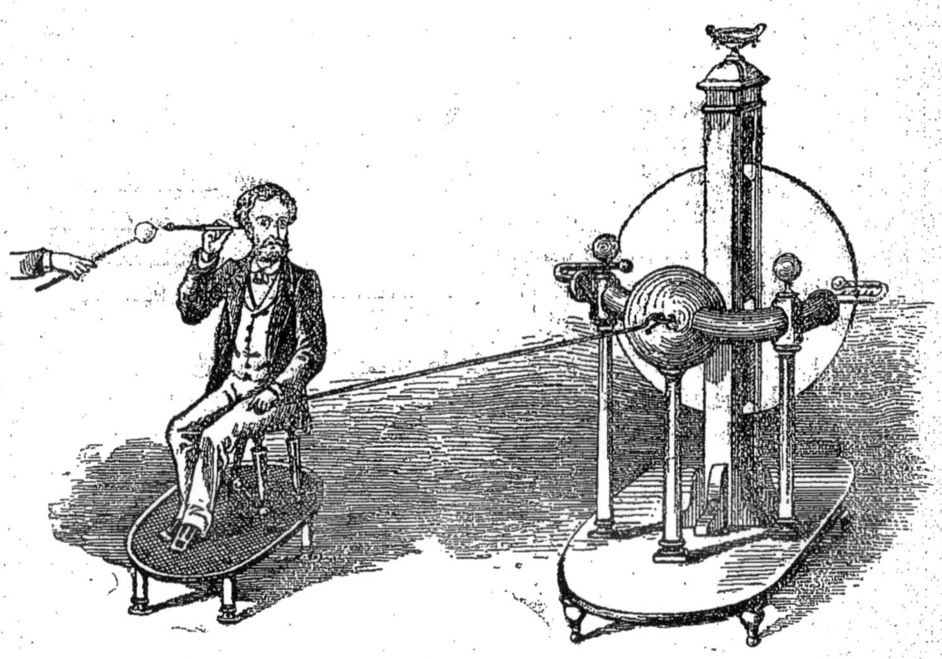

Fig. 14. — Électrisation des oreilles.

sente cette figure, on veut électriser l'oreille dans un cas de surdité, le malade, assis sur l'isoloir, prend dans sa main le tube de verre et enfonce la petite boule dans l'oreille aussi profondé-ment que possible, tandis que l'opérateur, à l'aide d'un excita-teur, fait jaillir sur l'autre boule une étincelle qui est immédiate-ment reproduite à l'autre extrémité.

Ce procédé, qui semble au début un peu désagréable, est tout à fait inoffensif et ne cause jamais le plus léger mal de tête.

Dans les surdités d'origine nerveuse et dans les **bourdonnements,** il donne d'excellents résultats.

Procédé inverse.

Toutes les opérations électriques précédentes se pratiquent alors que le malade est sur l'isoloir et le médecin sur le sol. Dans quelques circonstances cependant, il est préférable de renverser les rôles : le médecin monte sur l'isoloir et le malade reste à terre. Le fluide que ce dernier reçoit ainsi est notablement plus doux parce qu'il ne fait que traverser rapidement son corps pour s'écouler dans le sol.

J'ai vu plusieurs fois réussir le procédé *inverse* dans certains cas d'hystérie et de neurasthénie où les procédés ordinaires avaient échoué.

IV

LOIS FONDAMENTALES

L'électricité statique repose sur des principes que j'ai depuis déjà longtemps cherché à bien établir, et dont le médecin ne saurait s'affranchir dans aucun cas.

Première loi. — Dans toutes les maladies qui réclament le traitement électro-statique, les courants, le souffle, les frictions et les étincelles doivent constamment être dirigés de *haut en bas,* c'est-à-dire, de la naissance des nerfs à leur terminaison.

Deuxième loi. — Dans les mêmes affections, qu'elles soient *générales* ou *locales,* il faut toujours agir sur les centres nerveux et même sur l'organisme entier, tout en électrisant spécialement, bien entendu, les parties affectées.

Il n'est naturellement pas besoin d'insister sur la nécessité d'agir sur les centres nerveux lorsque ceux-ci sont plus ou moins atteints.

Dans les affections généralisées, comme le sont les névroses, l'indication d'une action générale est également de toute évidence.

Mais ce que ne comprend pas assez le médecin qui n'a pas une expérience suffisante de ma méthode, c'est que la même nécessité s'impose pour les *affections localisées.* Si dans la névralgie faciale, par exemple, on électrisait seulement la partie douloureuse, on n'obtiendrait qu'un résultat lent et souvent incomplet.

Le fait suivant montre d'une façon péremptoire toute l'importance de l'électrisation générale dans les affections qui semblent les plus localisées.

Au début de mes études sur l'électricité statique, le regretté docteur Delpech, médecin des Hôpitaux et membre de l'Académie de médecine, m'adressa le prince de C... qui, depuis six semaines, souffrait atrocement d'une névralgie sciatique contre laquelle tous les moyens connus avaient été inutilement employés. Dès la quatrième séance un mieux notable se manifesta, et, au bout de la quinzième, la guérison fut définitive.

Le prince de C... était d'autant plus heureux que, comme il me l'apprit alors, il était également débarrassé d'une névralgie faciale dont il souffrait beaucoup depuis une douzaine de jours, et sur laquelle il comptait appeler mon attention. Cette névralgie faciale, dont j'ignorais l'existence, avait donc disparu par la seule électrisation générale.

Troisième loi. — Pour produire un souffle, une étincelle ou une friction puissantes, il faut que le vêtement extérieur, toujours très sec, soit en laine, en flanelle ou en soie. Il doit être, en outre, très étroit et s'appliquer exactement sur les différentes parties du corps.

Quatrième loi. — La médication électro-statique est une de celles auxquelles les malades s'accoutument assez vite. De là, la nécessité, dans les cures de longue durée, de suspendre de temps en temps son emploi, afin de contre-balancer l'influence de l'habitude.

Cinquième loi. — Il faut toujours apporter la plus grande douceur dans l'application de l'électricité statique et ne jamais recourir à un procédé plus puissant qu'après avoir reconnu trop faible celui qu'on employait. En agissant ainsi avec une sage modération, non seulement on n'a jamais le moindre ennui, mais on obtient plus sûrement la guérison.

Durée de l'électrisation.

La durée de l'électrisation, qui doit être journalière au début du traitement, varie avec la nature de la maladie et aussi avec l'âge et la constitution du malade. Une séance de deux à quatre minutes suffit à un enfant, et huit à dix minutes constituent une bonne moyenne pour un adulte.

J'ai souvent essayé de prolonger l'électrisation jusqu'à vingt et même trente minutes, mais je n'en ai jamais retiré aucun avantage. J'ai même remarqué que ces électrisations causaient parfois un peu de lassitude et d'énervement.

Quand, par sa violence ou par le péril qu'elle fait courir aux malades, une affection exige un prompt soulagement, comme les tics douloureux, certaines danses de Saint-Guy, etc., il vaut mieux recourir à plusieurs séances dans la journée que d'en donner une trop longue. Puis, une fois l'amélioration commencée, on revient aux séances quotidiennes, se rappelant que les guérisons les plus rapides ne sont pas les plus durables, et qu'il est préférable d'arriver au but par une amélioration lente et graduelle.

Durée du traitement électrique.

La durée du traitement électrique varie avec la gravité, mais beaucoup plus encore avec l'ancienneté de la maladie. Lorsque celle-ci est récente, elle disparaît rapidement; souvent deux ou trois électrisations suffisent pour guérir des douleurs névralgiques ou rhumatismales n'existant que depuis peu de jours.

Si, au contraire, l'on a à combattre des affections chroniques contre lesquelles tout a déjà été inutilement tenté, il faut un temps plus long, je dirai même une certaine persévérance.

D'un autre côté, il est du devoir du médecin de ne pas prolonger sans raison la durée du traitement. Si, au bout de 15 ou

20 séances, la maladie n'a subi aucune amélioration, on doit regarder l'électricité comme impuissante et en cesser l'usage.

En résumé, l'électricité statique a besoin d'un certain temps pour développer son action et opérer ses effets dans les affections anciennes. Lorsqu'une maladie est profondément entrée dans l'organisme, on ne saurait avoir la prétention de la guérir en un court espace de temps : « *A maladie chronique, traitement chronique.* »

De l'emploi des médicaments

pendant le traitement électro-statique.

L'électricité statique suffit généralement pour triompher des maladies nerveuses et des affections chroniques qui ne sont liées à aucune lésion organique. Mais, je me hâte de le dire, elle n'exclut aucune médication interne.

Dans beaucoup de circonstances même il est nécessaire, pour faciliter et abréger la cure, d'administrer à l'intérieur des remèdes appropriés à l'affection que l'on combat, et aussi à l'état général, à la constitution du malade.

Loin de se nuire, l'électricité et les médicaments se prêtent un mutuel concours et, dans nombre de cas, on est étonné de voir des remèdes, qui précédemment avaient échoué malgré leurs indications précises, agir maintenant d'une façon efficace.

Il est facile de comprendre qu'il doive en être ainsi, si on se rappelle que, dans les maladies chroniques, l'organisme est frappé d'inertie réactionnelle et ne répond pas ou ne répond que très imparfaitement à l'incitation des remèdes. L'électricité, par son action stimulante, le force à sortir de son indifférence et à réagir énergiquement sous l'action thérapeutique.

V

Propriétés thérapeutiques de l'Électricité statique.

Appliquée au corps humain, l'électricité statique l'enveloppe complètement et s'accumule en couches plus ou moins épaisses sur toute sa surface, exerçant ainsi sur le malade, qu'elle environne de toutes parts, *une action générale* qu'on ne saurait obtenir par l'électricité dynamique.

Elle présente aussi l'avantage, je l'ai déjà dit, de pouvoir être appliquée sur les vêtements et de ne jamais exiger que le corps soit mis à nu.

Elle est, en outre, le plus énergique moyen que l'on puisse employer comme modificateur général de l'organisme, et qui permette d'appliquer les grands principes de *dérivation*, de *révulsion* et de *dissémination*.

Elle donne également un soulagement précieux jusque dans les maladies réputées incurables, et elle est toujours exempte du plus petit inconvénient même pour les personnes les plus délicates et les enfants les plus jeunes.

Aussi toutes les affections nerveuses, toutes les névroses qui ont, avant tout, besoin d'apaisement et de détente, se trouvent-elles admirablement de son emploi.

Elle ne se montre pas moins efficace dans ces nombreux cas où, pour une cause quelconque, l'organisme est affaibli et a besoin non d'un excitant violent, mais d'un puissant réparateur.

Elle est encore indiquée dans tous les cas de maladies par *ralentissement de la nutrition* quand les oxydations se font mal et incomplètement, et que l'organisme est empoisonné par des déchets de combustion insuffisante.

Elle constitue, enfin, un traitement de choix dans tous les états névropathiques causés par la *mauvaise répartition de l'influx nerveux*.

L'électricité statique peut donc être tour à tour, selon la manière dont on l'applique, un *calmant incomparable,* ou un *tonique général aussi doux que puissant.*

Cette double action permet de comprendre les heureux résultats qu'elle procure dans un grand nombre de maladies qui jusque-là résistaient à toutes les médications en vigueur.

Passons donc aux applications médicales de cet agent né du simple frottement et qui, grâce aux perfectionnements que je viens de signaler, répond aujourd'hui à tous les besoins thérapeutiques de son ressort.

De tous les agents curatifs, l'électricité statique est certainement celui qui, dans les maladies que je vais passer en revue, remplit le mieux ce précepte de Sydenham : « Il est nécessaire d'exciter la nature languissante et de la réprimer lorsqu'elle s'emporte. »

Dans les pages qui suivent, je n'ai nulle intention d'embrasser les nombreuses affections auxquelles convient ma méthode. Je tiens, au contraire, à ne m'occuper que des maladies qu'il m'a été donné de traiter bien des fois ; or, comme je ne parlerai que des observations que j'ai fréquemment relevées, des faits que j'ai vus et revus souvent, je me trouverai autorisé à être nettement affirmatif sur la valeur des moyens recommandés.

SECONDE PARTIE

APPLICATIONS MÉDICALES

DE

l'Électricité Statique

NÉVROSES

Les névroses sont des maladies sans fièvre, caractérisées par des troubles divers du système nerveux, spécialement par des troubles de sensations, de mouvements, d'intelligence, se manifestant sans que l'on puisse constater dans les organes aucune lésion matérielle appréciable et capable de les expliquer.

Les névroses ne sont pas ordinairement un danger immédiat pour la vie ; mais toujours elles l'empoisonnent et en font un long supplice.

Ce sont des affections extrêmement fréquentes surtout dans les grandes villes, par suite de la vie agitée et de l'activité dévorante de notre génération.

Hystérie.

L'hystérie est une névrose extrêmement commune, singulièrement pénible et présentant des manifestations si multiples qu'on peut affirmer qu'il n'y a pas deux névropathes qui se ressemblent. « L'hystérie, disait Sydenham, est un véritable protée qui se présente sous autant de couleurs que le caméléon. »

Elle prend, en effet, la forme de presque toutes les autres maladies, et non seulement elle n'est jamais la même chez deux sujets différents, mais elle varie souvent chez la même personne. Elle change continuellement d'allure et semble se jouer des observateurs les plus habiles et les plus attentifs à épier sa marche.

Elle a cependant un caractère essentiel, un cachet qui lui est propre, c'est de ne jamais présenter de lésions organiques ; ses nombreux symptômes sont toujours des *troubles purement nerveux*.

Aussitôt qu'on a reconnu l'existence de l'hystérie, on doit se hâter d'appliquer la médication électro-statique, toujours bien-faisante contre cette névrose si pénible et si rebelle.

On commence le traitement par l'emploi du bain fluidique auquel, dès le second jour, on fait succéder le souffle et les courants dirigés de haut en bas sur toute l'économie, principalement sur les centres nerveux : cerveau, moelle épinière, grand sympathique. Les membres sont également électrisés sur toutes leurs faces, ainsi que les régions ovariennes chez les femmes.

Après quelques jours dont le nombre varie avec l'intensité du mal et la sensibilité du sujet, on ajoute aux moyens précédents les frictions électriques et les étincelles administrées, les premières fois, avec une extrême prudence. Les névropathes, du reste, s'habituent promptement à la sensation qu'elles déterminent et, loin de les exciter, elles les calment en ramenant le système nerveux à son état d'équilibre normal.

Au bout de huit ou dix jours la séance électrique se trouve à peu près remplie de la façon suivante : au commencement et à la fin de l'électrilisation, le souffle et les courants pendant deux à trois minutes. Dans l'intervalle, c'est-à-dire, au milieu de la séance : les frictions et les étincelles pendant le même espace de temps. Cette pratique m'ayant toujours paru la meilleure, je la recommande à mes confrères.

Les frictions électriques et les étincelles doivent être appliquées sur le cerveau avec une très grande douceur, principalement au début. En outre, il ne faut pas en prolonger l'application plus de vingt à trente secondes de suite, mais y revenir plusieurs fois dans le cours de la séance. Les premiers jours on fait usage d'une boule de bois ou d'ivoire dont la faible action ne donne guère que la sensation d'un souffle piquant. Plus tard on substitue à la boule d'ivoire une pointe métallique dégageant de très petites étincelles qu'il est préférable d'exciter, comme je le fais habituellement, avec le doigt que l'on dirige plus facilement sur les différentes parties de la face et du crâne. Cette pratique permet de mesurer exactement l'action électrique dont l'opérateur éprouve lui-même la sensation et peut dès lors rendre aussi faible que le cas l'exige.

Je m'empresse d'ajouter que ces procédés, auxquels les malades s'accoutument vite, ne présentent jamais le plus léger inconvénient et font, au contraire, disparaître en quelques jours les douleurs de tête et les troubles cérébraux de l'hystérie.

Le moral se ressent le premier des effets de la médication et l'*hypocondrie* cède assez vite. Les pleurs, les humeurs noires, le découragement, le dégoût de la vie et du monde, les craintes de toutes sortes, l'excitabilité et l'inconstance du caractère s'en vont, en même temps que le sommeil et la nutrition reviennent à leur état normal.

Bientôt les névralgies, les paralysies, les anesthésies, les hypéresthésies, la boule et le clou hystériques, les attaques de nerfs, en un mot, tous les symptômes physiques commencent à s'amender, en attendant qu'ils disparaissent tout à fait.

Il est impossible de fixer d'avance la durée du traitement électro-statique de l'hystérie. C'est une maladie si complexe, si bizarre à tous égards, qu'elle déjoue constamment les calculs les mieux faits et les plus probables. J'ai vu des névropathes guérir en quelques semaines, quand d'autres qui semblaient dans des conditions identiques exigeaient des soins assidus pendant deux et même trois mois.

Neurasthénie ou Épuisement nerveux.

La neurasthénie ou épuisement nerveux est, on peut le dire, sœur de l'hystérie ; du reste les deux affections sont fréquemment associées, constituant ainsi *l'hystéro-neurasthénie*.

L'électricité statique agit de la façon la plus efficace dans le traitement de cette pénible affection si fréquente à l'heure présente.

Le premier symptôme de la neurasthénie est l'asthénie cérébrale : le malade, désemparé, est incapable du moindre travail intellectuel et ne peut fixer son attention sur aucun point. Il perd la mémoire, oublie tout, même ce qu'il éprouve, et est obligé de tout écrire. A cet effet il est toujours muni d'un carnet où il écrit tous les symptômes qu'il ressent. Charcot a désigné ce carnet sous le nom de registre des neurasthéniques, dont la vue seule met déjà sur la voie du diagnostic.

L'affaiblissement de la volonté est également très manifeste chez ces névropathes que tout arrête et décourage ; ils sont incapables de prendre la moindre décision et, sans cesse préoccupés d'eux-mêmes, ils deviennent inquiets, taciturnes, pessimistes et misanthropes. Ils parlent constamment de leurs souffrances dont ils exagèrent singulièrement l'importance, et sans cesse ils font à leur entourage le récit détaillé de toutes les variétés de leurs malaises. Leur caractère, de doux qu'il était, devient sombre, irritable, emporté. Pour le motif le plus futile, l'apathie et l'abattement moral habituels se changent en une violente explosion de colère à laquelle succède une prostration profonde souvent mêlée de remords. Dans certains cas, enfin, la tristesse, le découragement, la dépression cérébrale se prononcent au point de conduire ces malheureux au suicide.

A côté de ces symptômes cérébraux se placent divers troubles caractéristiques qui constituent en quelque sorte les stigmates neurasthéniques. Les plus importants sont : la céphalée avec sensibilité exagérée du cuir chevelu et sensation de casque, le serrement de la tête, la douleur à la nuque, les sensations de vide dans le cerveau, ou de corps étrangers flottant dans le crâne.

Les malades ne dorment pas, ou peu, ou mal. Ils ont des rêves pénibles, tristes, et le matin ils ne se sentent nullement reposés alors même qu'ils ont suffisamment dormi. C'est, du reste, toujours le matin, au réveil, que les neurasthéniques sont plus fatigués et plus tristes. Au contraire, immédiatement après les repas ils se sentent momentanément remontés, les forces semblent meilleures et le cerveau moins vide.

Ils éprouvent, en outre, dans la colonne vertébrale, surtout dans la région lombaire, une rachialgie intense accompagnée d'hyperesthésie de la peau. Cette douleur, qui est exagérée par la pression et la marche, existe sur tout le trajet de la colonne vertébrale, mais elle est plus prononcée à la région cervicale et sacrée, d'où les noms de plaque cervicale et de plaque sacrée donnés à ces points de prédilection.

La marche laisse ordinairement beaucoup à désirer et, dans leurs promenades, les malades sont à chaque instant obligés de s'asseoir pour ne pas tomber par suite de la faiblesse, du tremblement ou de la raideur des jambes. Aussi en arrivent-ils quelquefois à ne plus pouvoir ni marcher, ni se mouvoir, et à être forcés de rester couchés ou étendus la plus grande partie de la journée.

L'affaiblissement de la force musculaire est, d'ailleurs, général et le neurasthénique, fort et vigoureux autrefois, se sent maintenant accablé, anéanti, annihilé ; le ressort physique et le ressort moral paraissent complètement usés chez lui. Cette prostration générale dépend bien uniquement de l'épuisement de la force vitale, car on ne constate ni paralysie véritable, ni affection organique des centres nerveux.

Il existe, enfin, un certain nombre de symptômes moins fréquents que les précédents, mais qui peuvent compléter le tableau clinique de la neurasthénie, ce sont : des vertiges qui se manifestent quand le malade va au grand air, sur une place publique, dans la rue ; des troubles sensitifs, moteurs et sensoriels, tels que hypéresthésies, fourmillements, crampes, tremblements, bourdonnements d'oreille, troubles de la vue, agoraphobie.

Des troubles vaso-moteurs : palpitations, angoisse précordiale, accélération ou ralentissement du pouls, anaphrodisie, impuissance, dyspepsie flatulente par atonie gastro-intestinale, constipation, entéro-colite muco-membraneuse, etc.

L'épuisement nerveux se montre presque toujours à la suite de surmenage, de préoccupations, de chagrins, de maladies infectieuses comme la grippe, la fièvre typhoïde, etc. Le malheureux perd l'appétit, le sommeil, les forces, la mémoire, la gaîté, et une décrépitude physique et morale qui augmente de jour en jour devient son triste apanage. C'est l'entrée en scène de la neurasthénie qui va grandir rapidement, si la médication électro-statique n'est pas immédiatement mise en œuvre.

Médications de toutes sortes, distractions, voyages, etc., restent sans effet sur cet état lamentable qui cède presque toujours à notre méthode aidée d'une bonne hygiène.

Tout ce que j'ai dit précédemment sur les vertus sédatives, stimulantes, toniques et équilibrantes de l'électricité statique, montre suffisamment tout le parti qu'on peut tirer de ce puissant agent dans la cure de la neurasthénie.

Le souffle, les courants, les frictions, les étincelles seront donc employés tour à tour, suivant le besoin, sur les centres nerveux et les organes atteints, et combattront victorieusement les nombreux phénomènes généraux et locaux de la maladie.

Le traitement de la neurasthénie est toujours assez long et réclame généralement plusieurs mois de soins. Comme pour l'hystérie, ceux-ci doivent être prolongés quelque temps encore après la guérison, car une secousse morale, une fatigue exagérée pourraient ramener des accidents qu'on croyait disparus pour toujours.

Agoraphobie ou peur des espaces.

L'agoraphobie est une névrose émotive décrite pour la première fois par Westphal en 1872. Voici, d'après l'auteur, les principaux caractères de cette bizarre affection.

« État d'angoisse ou sentiment de crainte exagérée en traversant une place, un pont, une église, un endroit désert, etc. Cette terreur irrésistible est le plus souvent accompagnée de tremblement et de faiblesse des membres inférieurs. Les malades, persuadés qu'ils ne pourront traverser l'espace qui se présente devant eux, se refusent à marcher. Néanmoins l'angoisse diminue et cesse même complètement s'ils sont accompagnés, s'ils peuvent prendre le bras d'un passant, même s'ils ont seulement l'appui d'une canne ou d'un parapluie. »

Les médicaments n'ont guère de prise sur cette singulière névrose qui cède assez rapidement aux procédés électriques indiqués dans le traitement des affections précédentes.

Chorée ou danse de Saint-Guy.

La chorée ou danse de Saint-Guy frappe tous les âges, principalement l'enfance de dix à douze ans. C'est une affection difficile à faire disparaître complètement. Si les violentes convulsions des membres cessent ordinairement sous l'influence de certaines médications ou même spontanément, on voit, par contre, fréquemment persister soit dans les bras, soit dans les jambes, soit à la figure, des mouvements musculaires aussi gênants que désagréables Ces **tics convulsifs**, désespoir des malades, se maintiennent quelquefois très longtemps et résistent même souvent aux moyens les plus énergiques.

Presque toujours notre méthode triomphe de cette névrose, qu'elle soit générale ou partielle, récente ou ancienne. Presque toujours aussi elle la fait disparaître sans en laisser subsister la moindre trace, et sans que l'on ait à redouter les rechutes si fréquentes avec les autres médications.

Le traitement de la chorée est analogue à celui de l'hystérie. On électrise l'organisme entier, surtout la moelle épinière sur laquelle on prolonge l'application des frictions et des étincelles qui sont ensuite dirigées sur les membres dont les mouvements sont rapidement calmés. Enfin, comme dans l'hystérie, les frictions et les étincelles doivent être précédées et suivies par le souffle et les aigrettes.

Quand la chorée présente une grande intensité, que la violence des mouvements peut causer des accidents immédiats, compromettre même l'existence, deux électrisations par jour deviennent nécessaires.

Lorsque la danse de Saint-Guy est récente, l'amélioration se manifeste dès les premières électrisations et la guérison est bientôt complète. Mais si la maladie existe depuis plusieurs années, il faut naturellement plus de temps pour en triompher.

Épilepsie.

L'épilepsie, la plus épouvantable des névroses, passe à tort pour incurable puisque plusieurs médications ont à leur actif des guérisons parfaitement établies.

La franklinisation, cet incomparable régulateur du système nerveux, semblait naturellement indiquée contre cette horrible affection, et les médecins du siècle dernier en retirèrent certains avantages bien qu'ils fissent usage de moyens trop violents\.

Les procédés opératoires que nous avons indiqués pour la guérison de l'hystérie sont exactement ceux que l'on doit employer ici ; plus que dans l'hystérie encore, on électrisera le cerveau et surtout le cervelet, mais avec toute la prudence et la douceur sur lesquelles j'ai tant insisté.

La guérison est toujours longue et difficile à obtenir, même dans les cas récents. Dans les cas chroniques, on ne peut qu'arriver à diminuer la violence et la fréquence des crises.

Paralysie agitante.

On n'a pas encore trouvé le siège anatomique de la paralysie agitante, aussi la range-t-on, comme l'hystérie, l'épilepsie, la chorée, dans la classe des névroses. C'est une affection aussi grave que rebelle contre laquelle échouent presque toujours les traitements qui semblent les mieux indiqués. L'électricité a donné les résultats les plus encourageants.

Le professeur Charcot, dans une leçon publiée en 1881 dans le *Progrès Médical*, par M. le professeur Ballet, s'exprime ainsi : « On arrête instantanément le tremblement dans les parties du corps sur lesquelles on dirige le souffle ou l'étincelle électriques et, bien qu'on ne puisse se flatter d'obtenir dans l'espèce de guérison vraie, la maladie, dans plusieurs cas, a été heureusement influencée par la pratique précédente. »

Crampe des écrivains.

La crampe des écrivains, désignée aussi sous le nom d'*impotence fonctionnelle*, survient généralement chez les individus qui écrivent beaucoup. Presque toujours elle se déclare au moment même où ont lieu les excès de travail d'écriture, quelquefois cependant après que le sujet a cessé d'écrire. La crampe des écrivains est un simple trouble fonctionnel auquel on n'a reconnu jusqu'ici aucune lésion organique, mais elle n'en constitue pas moins une affection très rebelle.

Bien que l'électricité statique soit loin de toujours la guérir, elle en est le traitement le plus rationnel et, même dans les cas chroniques, elle procure souvent une amélioration en vain demandée aux autres médications. Le traitement consiste en courants, frictions et étincelles dirigés sur le cervelet, la moelle épinière et le membre atteint.

Les mêmes procédés s'appliquent aux *crampes ordinaires* ou *contractions musculaires* parfois très douloureuses qui, principalement la nuit, surviennent subitement dans les membres inférieurs.

Asthme.

Les résultats obtenus dans les névroses par l'électricité statique devaient naturellement conduire à l'essayer contre l'asthme. Et, en effet, lorsque l'asthme est *essentiel*, qu'il n'est lié à aucune lésion organique, qu'il est uniquement constitué par des accès de suffocation purement nerveux, notre méthode en vient souvent à bout.

Quand l'électricité est appliquée pendant l'accès, elle en diminue notablement la durée ; sous son influence, les mouvements d'inspiration et d'expiration se font plus librement et le jeu des poumons s'exécute avec plus de facilité. J'ai souvent arrêté en quelques minutes des crises d'asthme, en faisant monter les malades sur l'isoloir dès que la dyspnée apparaissait.

Les moyens à employer sont : les courants, les frictions et les étincelles dirigés principalement sur la poitrine. Des frictions et des étincelles vigoureuses sont ensuite appliquées sur les membres inférieurs, à titre de dérivatifs.

NÉVRALGIES

Les *névralgies* sont des affections caractérisées par une douleur plus ou moins vive ayant son siège dans les cordons nerveux.

Si les douleurs névralgiques sont sous la dépendance d'une lésion organique ou d'une tumeur quelconque, on ne peut les faire cesser qu'en faisant disparaître la cause qui les a déterminées et les entretient.

Mais quand la névralgie est *essentielle,* ne se rattachant à aucune altération d'organe, il n'est pas de médication aussi efficace que la mienne, quel que soit du reste le siège du mal.

Lorsque la névralgie est récente, il suffit de quelques électrisations pour en triompher à tout jamais. Malheureusement les malades attendent généralement trop longtemps avant de consulter le médecin, et laissent ainsi la maladie prendre racine dans l'organisme. Le traitement devient alors plus long, mais le succès n'en reste pas moins certain.

Névralgie faciale.

Le traitement consiste à diriger sur les points douloureux, pendant huit à dix minutes, le souffle et les courants. Mais si l'amélioration tarde à se produire, on fait appel aux étincelles administrées d'abord avec une boule d'ivoire, puis avec la pointe d'un excitateur de métal, et plus tard avec une petite boule métallique.

Très souvent dans la névralgie de la face je me sers, comme dans l'hystérie, de l'extrémité du doigt, ce qui permet de diriger les étincelles avec plus de précision et de mieux en régler la douceur.

Je ne saurais trop le redire, la guérison rapide et définitive des névralgies exige presque toujours l'emploi de petites étincelles sur le trajet des branches où siège la douleur. Dans la plupart des cas, le souffle et les courants sont insuffisants.

Outre l'électrisation directe de la partie malade, il faut — et je parle ici des névralgies en général — électriser tout l'organisme, surtout les centres nerveux. Cette nécessité s'est imposée à moi par une longue expérience et, en présence de faits indéniables, la sagesse indique qu'il faut s'incliner et se soumettre.

J'ajoute qu'il m'est arrivé plusieurs fois de guérir des névralgies faciales rien qu'en électrisant l'ensemble de l'organisme, sans insister sur le siège de la douleur. Une fois même j'ai fait disparaître une névralgie de la face dont j'ignorais l'existence et sur laquelle je n'avais pu, par conséquent, porter directement l'action électrique (page 26).

Névralgie du trijumeau.

Tic douloureux de la face.

L'électricité statique donne dans le traitement de cette épouvantable affection des résultats en vain demandés aux autres traitements. J'ai même eu le bonheur de guérir plusieurs sujets auxquels on avait pratiqué la section du nerf, et dont les souffrances étaient revenues aussi vives quelques mois après.

J'ai également soulagé des malades chez lesquels l'électricité *dynamique*, essayée cependant avec prudence et habileté, avait tellement exaspéré les douleurs qu'on avait dû renoncer promptement à son emploi.

Le traitement du tic douloureux est identique à celui de la névralgie faciale. On insistera davantage, toutefois, sur les étincelles, et presque toujours on devra, au début, donner plusieurs séances par jour. J'ai eu à traiter un malade dont les crises étaient si fréquentes et si atroces que le suicide paraissait inévitable, aussi je crus utile de pratiquer, dans la même journée, jusqu'à cinq électrisations à une heure d'intervalle l'une de l'autre. L'amélioration se manifesta dès le troisième jour; je diminuai alors progressivement le nombre des séances pour arriver à n'en plus donner qu'une seule chaque jour et, au bout d'un mois, le malade était définitivement guéri.

Névralgie sciatique.

L'électricité a une action des plus heureuses sur les sciatiques qu'elle soulage promptement et guérit toujours, même lorsqu'elles sont anciennes.

Un souffle énergique produit avec l'excitateur à grosses pointes, la friction et des étincelles de plus en plus fortes administrées principalement sur la partie inférieure de la colonne vertébrale et sur le trajet du nerf malade, sont les procédés auxquels il convient de recourir.

Les **névralgies intercostales** cèdent également très vite à la pratique précédente.

Il en est de même de la **Névralgie cervico-occipitale —** de la **Névralgie cervico-brachiale —** de la **Névralgie lombo-abdominale —** de la **Névralgie crurale,** etc.

Gastralgie.

La gastralgie, névrose douloureuse de l'estomac, est une affection fréquente dans le traitement de laquelle l'Électricité statique donne d'excellents résultats.

Les frictions et les étincelles, qui sont les principaux moyens à mettre en usage, sont dirigées principalement sur la colonne vertébrale et sur le creux épigastrique.

Quelquefois, en même temps que la gastralgie, existent des **vomissements nerveux** plus ou moins tenaces qui disparaissent par l'emploi des mêmes procédés.

Migraine.

La migraine, par elle-même, n'offre pas de gravité, mais il est peu d'affections plus tenaces, plus douloureuses, plus pénibles.

C'est un mal très fréquent que le médecin observe constamment dans sa pratique et qui cède presque toujours au traitement électro-statique qu'il est quelquefois besoin, lorsque l'affection est ancienne, de prolonger pendant plusieurs mois.

Dilatation de l'estomac.

La dilatation de l'estomac, par suite de l'atonie ou même de la paralysie plus ou moins complète des muscles de cet organe, est une affection extrêmement commune. Cet état, souvent grave par les conséquences qu'il entraîne et l'atteinte profonde qu'il porte à la nutrition, trouve dans notre méthode un remède assuré.

Sous l'influence des étincelles énergiques administrées pendant cinq à six minutes, l'estomac ne tarde pas à reprendre sa contractilité et à revenir progressivement à ses dimensions normales.

Le même traitement s'applique à la **dyspepsie atonique et flatulente.**

Constipation.

L'atonie intestinale existe fréquemment en même temps que l'atonie gastrique, et ces deux causes s'unissent pour engendrer une constipation opiniâtre.

Les frictions et les étincelles dirigées sur l'intestin, principalement dans la fosse iliaque gauche, viennent facilement à bout de la constipation la plus rebelle.

RHUMATISMES

Les rhumatismes, qu'ils soient *musculaires* ou *articulaires*, sont essentiellement du domaine de l'électrothérapie statique. Constamment l'amélioration est immédiate et la guérison rapide.

J'ai traité avec succès un grand nombre de **rhumatismes du bras et de l'épaule** existant depuis plusieurs années et ayant même déterminé une véritable paralysie du membre.

Les **lumbagos** guérissent vite ; quand ils sont récents, quelques électrisations suffisent et souvent le malade retourne chez lui complètement guéri par une seule électrisation, ou par deux électrisations pratiquées à une heure de distance l'une de l'autre.

Le **torticolis** guérit également très rapidement.

De nombreux malades atteints de **rhumatismes articulaires des genoux**, retenus au lit depuis de longs mois et dans l'impossibilité de faire un seul pas, ont été promptement guéris par notre médication.

J'ai aussi obtenu les meilleurs résultats dans des cas **d'arthrite sèche**, regardés comme incurables. Je cite, entre autres, le fait suivant : M. de B..., âgé de 27 ans, est atteint, à Londres, d'un **rhumatisme articulaire du pied**. L'articulation tibio-tarsienne reste gonflée, douloureuse et ne peut exécuter aucun mouvement. Après six mois de soins infructueux, le malade quitte l'Angleterre et vient à Paris ; on lui conseille les vésicatoires, la teinture d'iode, l'immobilité, la compression, etc., sans le moindre résultat. Deux chirurgiens parlent alors d'amputation à M. de B... qui cherche à gagner du temps et vient me consulter. L'articulation tibio-tarsienne est le siège d'un gonflement considérable, d'une douleur vive, et les mouvements du pied sont abolis.

Le cas me paraît incurable, mais le malheureux patient insiste tellement pour être électrisé que je ne crois pas devoir lui refuser cette dernière satisfaction qui, en cas d'insuccès, ne présentait aucun inconvénient. J'eus bientôt lieu de m'applaudir d'avoir accédé à sa demande car, dès la vingtième séance, l'amélioration commençait et, au bout de deux mois, la guérison était complète : le gonflement et la douleur avaient disparu et l'articulation avait recouvré tous ses mouvements.

Dans les **arthrites rhumatismales avec épanchement**, dans les **synovites chroniques**, le même traitement jouit également d'une puissante action.

En résumé, quel que soit le siège du rhumatisme, quelles que soient sa forme, sa gravité, son ancienneté, la guérison est, pour ainsi dire, assurée.

Les procédés les plus énergiques sont ici les meilleurs. Dès le début on aura recours aux frictions et aux étincelles dont la force sera proportionnée à l'impressionnabilité du sujet et à la chronicité du mal.

Ai-je besoin d'ajouter que si les rhumatismes musculaires doivent être traités le plus tôt possible après leur apparition, les rhumatismes articulaires ne doivent l'être que lorsque la période fébrile est passée ?

PARALYSIES

Il n'y a pas d'affection relevant plus directement de l'électricité statique que la *paralysie*. Pour ma part, j'ai enregistré de nombreux succès et, comme toujours, la guérison a été d'autant plus prompte que le traitement a été institué plus tôt.

Lorsque la paralysie est la conséquence d'une affection organique du cerveau ou de la moelle épinière, l'électricité n'a d'autre but que de rendre, autant que faire se peut, la nutrition et la force aux muscles paralysés; elle ne possède, bien entendu, aucune action curative sur la lésion même.

Dans les **paralysies rhumatismales et nerveuses**, la guérison est, au contraire, la règle constante.

Hémiplégie.

Dans l'hémiplégie, la franklinisation donne de très bons résultats, et on doit en commencer l'usage dès que l'état du malade le permet et qu'on a la certitude qu'il ne se trouve pas sous le coup d'une seconde et prochaine attaque.

Lorsque l'hémiplégie est récente, elle guérit promptement. Mais quand elle est ancienne et qu'il existe des contractures, l'électricité ne procure que des résultats incomplets. Cependant en prolongeant le traitement, on arrive encore à ramener une partie des mouvements perdus et même à diminuer la contracture musculaire.

Avec mon excitateur à pointes multiples, on dirige le souffle sur toute la tête, principalement sur le côté de l'encéphale où siège l'hémiplégie, ensuite on descend lentement l'instrument vers la nuque et le long de la colonne vertébrale.

Le côté paralysé est électrisé par frictions et par étincelles d'abord légères, puis de plus en plus toniques, mais sans jamais être excitantes. Enfin, on termine la séance en appliquant sur les jambes et sur les pieds de fortes étincelles destinées à entretenir sur ces parties une dérivation et une révulsion énergiques.

Paralysie faciale.

Lorsqu'elle est récente, la paralysie faciale *a frigore* cède rapidement à la franklinisation appliquée sous forme de souffle et de petites étincelles. Celles-ci sont administrées — comme dans tous les cas où l'on agit sur la face et sur la tête — avec un excitateur de bois ou d'ivoire d'abord, puis avec une pointe ou une petite boule métallique.

Le traitement doit être de moyenne intensité : trop faible, il est inefficace; trop fort, il peut avoir l'inconvénient de produire la contracture des muscles paralysés.

Paralysies des membres.

Dans les paralysies isolées : *paralysie du nerf radial, paralysie du nerf tibial,* etc., les moyens à mettre en usage sont les frictions et surtout les étincelles administrées avec force pendant un quart d'heure chaque jour. Les procédés énergiques sont les seuls qui réussissent ici.

Surdité. — Bourdonnements.

La surdité est une affection contre laquelle l'électricité statique a souvent donné de bons résultats quand il n'existe ni vice de conformation, ni lésion organique. Il faut donc, avant tout, s'assurer que le système nerveux auditif est seul le siège du mal.

Les *bourdonnements* d'oreilles, toujours si insupportables et si fatigants, disparaissent généralement assez vite.

Dans l'un et l'autre cas on emploie les procédés indiqués page 23.

Paralysie diphtéritique.

L'électricité statique triomphe facilement de la paralysie des membres et du voile du palais que l'on observe fréquemment à la suite de l'angine diphtéritique.

Incontinence d'urine.— Paralysie de la vessie.

L'incontinence d'urine est une affection souvent symptomatique soit d'une lésion du cerveau ou de la moelle épinière, soit d'une affection de la vessie ou du bassin. Dans ces différents cas, le traitement de l'incontinence se confond avec celui de la maladie qui l'a causée.

Mais contre l'incontinence d'urine existant sans cause matérielle, l'électricité agit favorablement, même chez les sujets âgés.

Les frictions et les étincelles sur la partie inférieure de la colonne vertébrale, sur le périnée et sur la région vésicale sont les procédés à utiliser.

Impuissance. — Spermatorrhée.

Contre l'affaiblissement génital et même contre l'impuissance absolue, l'électricité statique donne les résultats les plus heureux. Que d'hommes, impuissants avant l'âge, sont redevables à la médication électro-statique de la naissance de beaux enfants, bonheur domestique qu'ils ne croyaient plus possible.

Grâce à l'obligeance de mes confrères qui ont bien voulu me les confier, j'ai rétabli un grand nombre de sujets atteints d'impuissance. Quand celle-ci est récente, elle disparaît promptement. Lorsqu'elle est ancienne — et c'est surtout celle-là que le médecin est appelé à traiter — elle exige plusieurs mois de soins.

Les frictions et les étincelles sont appliquées pendant cinq à six minutes sur la moelle épinière, principalement sur la région sacrée, sur le périnée et sur le pubis.

Pour agir sur le périnée, le malade doit se tenir debout sur l'isoloir, les jambes écartées et le pantalon bien adapté sur les endroits où doit porter l'action électrique.

D'un autre côté, comme il existe presque toujours dans l'impuissance des *troubles nerveux* et une *hypocondrie* plus ou moins prononcée : caractère excitable et sombre, humeurs noires, découragement, quelquefois même idées de suicide, il est nécessaire d'électriser les centres nerveux suivant les règles indiquées pour l'hystérie et l'hypocondrie.

Le même traitement s'applique de tous points à la **spermatorrhée** et aux **pollutions nocturnes** qui disparaissent généralement promptement.

Anesthésie cutanée.

De toutes les médications usitées pour combattre l'anesthésie, aucune n'est aussi active que la nôtre. Fréquemment j'ai fait disparaître des anesthésies rebelles et souvent très étendues chez des malades atteints qui d'hystérie, qui d'ataxie locomotrice, etc.

Le procédé par excellence consiste à appliquer pendant cinq à six minutes, sur les parties anesthésiées, mon excitateur à boules multiples (p. 22, fig. 13).

Ataxie locomotrice progressive.

L'ataxie doit être combattue dès son apparition. Or, si la découverte de cette affection est une des gloires du diagnostic précis, son traitement est un des écueils de la thérapeutique actuelle ; toutes les médications internes et externes ont, en effet, successivement avoué leur impuissance.

Bien que l'électricité statique n'ait pas la prétention de guérir l'ataxie locomotrice, elle en constitue assurément le meilleur traitement. Lorsque les lésions médullaires ne sont pas trop avancées, elle en arrête la marche et remonte, en même temps, l'état général des patients auxquels elle rend l'appétit et le sommeil. Elle fait disparaître aussi les symptômes les plus pénibles, les désordres de la vessie, l'incontinence d'urine et surtout les *douleurs fulgurantes* qui torturent si atrocement les pauvres malades.

L'électricité statique améliore également d'une façon remarquable la marche des malades, en diminuant les douleurs, en régularisant les diverses fonctions, en tonifiant l'état général et surtout en faisant disparaître l'anesthésie des membres inférieurs qui augmente beaucoup l'incoordination des mouvements.

En résumé, si la médication électro-statique ne guérit pas l'ataxie locomotrice, elle fournit aux ataxiques une somme considérable de bien-être en vain demandé aux autres agents. Le traitement est forcément long et réclame de la part du malade et du médecin une assez grande persévérance.

C'est principalement sur la colonne vertébrale et sur les membres inférieurs que les frictions et les étincelles doivent être dirigées. On agira, du reste, sur tout l'organisme en souffrance, en insistant sur les organes qui en ont plus particulièrement besoin.

Pendant les crises, on diminue toujours les douleurs et souvent on les fait disparaître à l'aide du souffle produit par l'excitateur à grosses pointes, dont on prolonge l'application pendant quinze à vingt minutes, et même une demi-heure. Si la détente tarde à se produire, quelques frictions le long de la colonne vertébrale et sur les endroits douloureux viennent seconder l'action de ce souffle.

Atrophie musculaire.

Dans l'atrophie musculaire simple résultant d'un défaut d'exercice ou d'une affection de voisinage, par exemple, l'atrophie des muscles de la cuisse et de la jambe, survenant à la suite de certaines sciatiques, l'électricité statique donne des résultats rapides.

Les frictions et les étincelles, aussi énergiques que le malade peut les supporter, rendent assez vite aux muscles atrophiés leur volume et leur force.

Dans l'**atrophie musculaire progressive** reconnaissant pour cause une lésion des centres nerveux, la guérison n'est guère possible; dans quelques cas pourtant, j'ai obtenu des résultats encourageants.

Agir vigoureusement sur les centres nerveux altérés et surtout sur les muscles atteints par l'atrophie, pour les stimuler et les régénérer, telle est la règle à suivre. La séance doit durer quinze à vingt minutes, et souvent il est nécessaire d'en donner deux par jour.

Anémie. — Chlorose.

Le traitement de la *chloro-anémie*, qui est un des triomphes de la médication électro-statique, consiste moins à remettre du fer dans les globules, ou des globules dans le sang, qu'à réveiller dans ce milieu les aptitudes nutritives. « Le fer, a dit avec raison Dujardin-Beaumetz, n'agit pas exclusivement comme fer, il agit aussi comme stimulant de l'organisme entier, et toute médication qui aura pour but d'activer la nutrition et l'assimilation, produira les mêmes effets qu'une médication ferrugineuse. »

L'électricité statique est certainement le tonique le plus puissant que la thérapeutique possède, et le stimulant général le plus apte à relever l'appétit, à activer la nutrition et l'assimilation en détresse. Elle constitue, en même temps, le meilleur calmant et le plus grand régulateur du système nerveux toujours plus ou moins perturbé chez les chlorotiques.

C'est pour toutes ces raisons que notre médication produit de si excellents résultats dans les chloro-anémies les plus graves et les plus rebelles, même dans l'**anémie pernicieuse** qui, résistant à tous les autres traitements, entraîne si souvent la mort.

Dans ces cas désespérés, l'électricité donne à l'organisme tout entier le coup de fouet dont il a besoin pour sortir de sa léthargie et reconquérir son fonctionnement, son énergie et sa vitalité.

Mais agit-elle directement sur le mouvement nutritif, ou bien son influence sur les troubles nutritifs n'est-elle qu'une conséquence de son action sur le système nerveux ? C'est une question qu'il est impossible de résoudre dès maintenant, mais qu'importe ? Il suffit de constater l'heureux et constant résultat que j'avance.

Malgré la résolution que j'avais prise de ne publier aucune observation, je ne puis résister au désir d'en extraire une de mon dernier livre, parce qu'elle montre bien l'action rapide du traitement (1).

---

(1) *Électricité statique*; manuel de ses applications médicales ; 6ᵉ édition, 1900.

Une jeune fille de 17 ans était dans l'état le plus pitoyable qui se puisse imaginer : maigreur, pâleur, faiblesse excessive, dégoût complet pour tous les aliments, palpitations, essoufflement, névralgies faciales continuelles et souvent accompagnées de vomissements pénibles. La faiblesse était si grande et les douleurs de tête si aiguës que la jeune malade ne pouvait quitter son lit. Les règles étaient supprimées depuis trois mois, et le système nerveux général se trouvait dans les conditions les plus fâcheuses. Tout l'entourage désignait l'enfant sous le nom de « la petite morte », expression rendant bien compte de cette situation désespérée.

Toutes les médications possibles ayant été vainement essayées et la mort paraissant prochaine, je n'hésitai pas à faire apporter la malade à mon cabinet. Elle était si faible qu'elle ne pouvait rester sur le tabouret ordinaire dépourvu de dossier, que je remplaçai par un fauteuil.

Pendant les huit premiers jours, je la soumis à deux séances par jour, dans l'intervalle desquelles on la couchait sur un canapé, et plus d'un malade me disait en la voyant si pâle et si abattue : « Ne craignez-vous pas que cette pauvre enfant ne meure dans votre salon ? »

Vingt jours s'étaient à peine écoulés que l'appétit était revenu, que les aliments étaient digérés et assimilés, que l'organisme était complètement relevé. Deux mois plus tard il ne restait plus rien du terrible orage dont je n'ai donné qu'un faible aperçu.

Tous les procédés électriques doivent être mis en œuvre dans la chloro-anémie : les courants et le souffle pour réprimer les désordres nerveux, les frictions et les étincelles pour stimuler l'organisme défaillant. L'électrisation doit être générale, car dans cette affection il n'est pas un point de l'économie qui ne soit frappé d'atonie et d'affaissement; mais l'estomac est un des organes sur lesquels il faut insister plus particulièrement.

Troubles de la menstruation.

Aménorrhée. — Dysménorrhée.

On connaît toute l'insuffisance des moyens internes et externes employés pour régulariser la menstruation.

L'électricité statique possède, au contraire, à un haut degré, la propriété de triompher de l'aménorrhée qui produit souvent de grands troubles dans l'organisme et favorise quelquefois l'évolution de maladies graves ne reconnaissant d'autre cause qu'une menstruation supprimée, irrégulière ou incomplète.

L'électricité est certainement le plus grand régulateur de la menstruation, le plus puissant des emménagogues. Mieux qu'aucun autre agent, elle régularise l'apparition des époques et prévient les douleurs violentes qu'éprouvent, chaque mois, dans le bas-ventre et dans les reins, un grand nombre de femmes et de jeunes filles ; elle détermine, enfin, le retour des règles alors même qu'elles sont supprimées depuis longtemps, depuis des années parfois.

Les frictions et les étincelles que réclament l'aménorrhée et la dysménorrhée doivent être particulièrement dirigées sur la partie inférieure de la moelle épinière, sur les hanches, les ovaires, le bas-ventre et les membres inférieurs. On active, en outre, la circulation générale par des frictions et des étincelles promenées sur tout le corps, et on calme l'excitation nerveuse par le souffle et les courants.

Le traitement électro-statique d'une maladie quelconque ne doit pas être commencé pendant l'époque menstruelle ; mais lorsque la médication est instituée depuis plusieurs semaines, il n'y a aucun inconvénient à la continuer pendant les règles, en diminuant à ce moment l'énergie des procédés employés.

Chez les femmes enceintes, l'électricité statique doit être proscrite pendant toute la durée de la grossesse.

Diabète.

L'électricité dynamique était seule, autrefois, appliquée au traitement du diabète. Il m'a été donné d'essayer l'électricité statique chez un grand nombre de diabétiques, et j'ai la certitude qu'en l'associant aux moyens hygiéniques, au régime alimentaire et à la médication interne, on obtient d'excellents résultats.

La franklinisation facilite singulièrement, en effet, la guérison du diabète, en calmant et équilibrant le système nerveux bouleversé, en remontant l'état général déprimé, en activant et régularisant le jeu troublé de toutes les fonctions.

On aurait donc grand tort de ne pas utiliser l'action tonique, stimulante et régulatrice de l'électricité statique dans une affection si fréquente et où les autres traitements laissent malheureusement à désirer.

Tuberculose pulmonaire.

L'électricité statique n'a aucune action directe sur le tubercule contre lequel elle est manifestement impuissante. Mais par son influence heureuse sur l'organisme entier, et par son action bienfaisante sur certains symptômes de la tuberculose, elle seconde énergiquement l'action des médicaments internes et, dans tous les cas, elle constitue le tonique le plus puissant et le dérivatif le mieux approprié à la nature de cette maladie.

Si l'électricité n'est pas absolument indispensable au succès de la *médication ammoniacale* (1), il n'est pas douteux qu'elle ne puisse souvent lui rendre la tâche plus facile en écartant certaines

---

(1) *Médication Ammoniacale de la Tuberculose pulmonaire ;*
A. Maloine, 1905.

complications pouvant retentir fâcheusement sur l'affection principale.

Ne voulant pas en ce moment m'étendre sur se sujet, je me bornerai à dire que, par son action si reconstituante, l'électricité statique peut, chez les malades dont l'économie est profondément déprimée, aider le traitement antituberculeux à stimuler les fonctions nutritives et à relever plus vite la vitalité générale. C'est, en un mot, un excellent moyen de reconstitution et de défense.

J'ajoute que, par ses propriétés sédatives et régulatrices, elle convient mieux que tout autre agent pour calmer et équilibrer le système nerveux si souvent ébranlé dans la phtisie pulmonaire. C'est ainsi qu'elle fait disparaître les douleurs nerveuses et rhumatismales, les phénomènes hystériques et neurasthéniques, et aussi la dépression morale et les troubles mentaux si fréquents chez les phtisiques, et si préjudiciables à la rapidité de la cure.

Enfin, chez les jeunes filles et les femmes tuberculeuses, la menstruation d'ordinaire plus ou moins troublée trouve dans l'électricité statique le régulateur le plus efficace.

En provoquant le retour des époques supprimées quelquefois depuis longtemps, l'électricité met la malade à l'abri de la poussée congestive toujours grave qui se produit presque invariablement à chaque époque manquée.

De la convalescence dans les maladies.

A la suite d'un grand nombre de maladies aiguës qui, par leur longueur et leur gravité, ont porté une atteinte profonde à l'économie, comme la diphtérie, la fièvre typhoïde, la grippe et surtout la grippe infectieuse, etc., l'organisme reste longtemps languissant et semble ne pouvoir sortir de la torpeur physique et morale dans laquelle il a été plongé.

Les bons effets obtenus dans la chloro-anémie nous ont engagé à employer l'électricité statique dans les convalescences laborieuses, et le succès a répondu à notre attente.

Sous l'influence de ce puissant tonique, de cet énergique stimulant général, les forces et le fonctionnement des organes se rétablissent avec une certitude et une rapidité qu'on ne saurait attendre d'aucun autre traitement.

Même dans les cas où l'économie est entièrement déprimée, où l'affaiblissement est extrême, où le marasme est excessif, on voit revenir en peu de temps l'appétit, les forces, l'embonpoint, le sommeil qui, sans l'électricité, auraient tardé bien longtemps à reparaître. On prévient souvent ainsi le développement de maladies graves, parfois même plus graves que la première.

Les procédés indiqués dans le traitement de l'anémie sont ceux qui doivent être mis en usage dans les convalescences difficiles. Ils n'excluent, bien entendu, aucun des médicaments que le médecin juge utile de prescrire à l'intérieur.

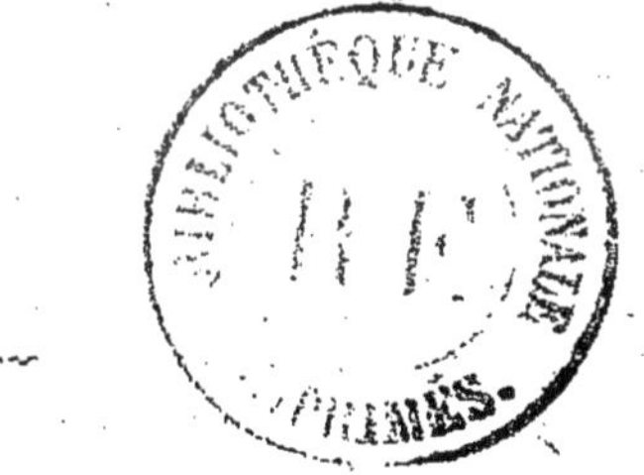

TABLE DES MATIÈRES

Paris. — Imp. F. JOURDAN 36-38, rue de la Goutte-d'Or.

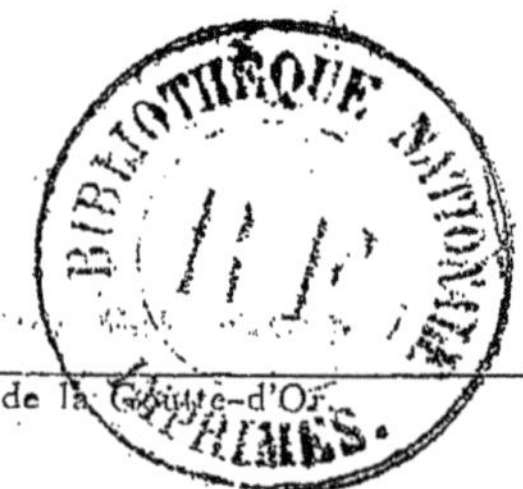

BIBLIOTHÈQUE NATIONALE
IMPRIMÉS

www.ingramcontent.com/pod-product-compliance
Ingram Content Group UK Ltd.
Pitfield, Milton Keynes, MK11 3LW, UK
UKHW021146220726
13924UKWH00003B/1034